BEI GRIN MACHT SICH IHR WISSEN BEZAHLT

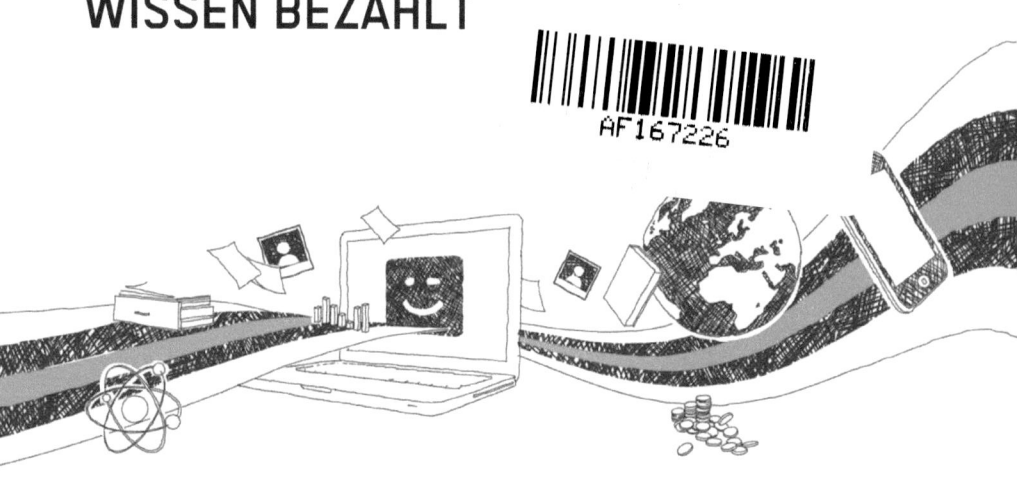

- Wir veröffentlichen Ihre Hausarbeit, Bachelor- und Masterarbeit

- Ihr eigenes eBook und Buch - weltweit in allen wichtigen Shops

- Verdienen Sie an jedem Verkauf

Jetzt bei www.GRIN.com hochladen und kostenlos publizieren

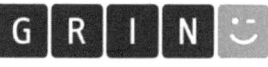

Bibliografische Information der Deutschen Nationalbibliothek:

Die Deutsche Bibliothek verzeichnet diese Publikation in der Deutschen National-
bibliografie; detaillierte bibliografische Daten sind im Internet über http://dnb.d-
nb.de/ abrufbar.

Impressum:

Copyright © 2020 GRIN Verlag
Druck und Bindung: Books on Demand GmbH, Norderstedt Germany
ISBN: 9783346459824

Dieses Buch bei GRIN:

https://www.grin.com/document/1040280

Anonym

Das persönliche Budget. Eine sinnvolle Strategie als Alternative zur häuslichen Kinderkrankenpflege durch einen Pflegedienst?

GRIN Verlag

Hochschule Fresenius

Fachbereich onlineplus

Studiengang: Management im Gesundheitswesen M.A.

Projektbericht

Das Persönliche Budget – Eine sinnvolle Strategie als Alternative zur Häuslichen Kinderkrankenpflege durch einen Pflegedienst?

Abgabedatum: 10.11.2020

Inhaltsverzeichnis

Abkürzungsverzeichnis

BHK   Bundesverband Häusliche Kinderkrankenpflege e.V.

BMAS   Bundesministerium für Arbeit und Soziales

MDK   Medizinischer Dienst der Krankenkassen

SGB   Sozialgesetzbuch

1 Einleitung

Seit Jahren wird unser deutsches Gesundheitssystem mit einem herausfordernden Thema konfrontiert, das in Zusammenhang mit dem demografischen Wandel und der dadurch bedingten Alterung der Bevölkerung steht – Dem Pflegenotstand. Da der Anspruch auf Pflegeleistungen kontinuierlich ansteigt, die Ressource von qualifiziertem Pflegepersonal jedoch nur in knappem Maße verfügbar ist, ist es erforderlich, neue, alternative Konzepte zu entwickeln und anzuwenden, die versuchen, diesen Mangel zu kompensieren und gleichzeitig zur Sicherung einer ausreichenden und angemessenen Versorgung der deutschen Bevölkerung beitragen sollen. Eine derartige Strategie stellt das sogenannte Persönliche Budget dar. Beim Persönlichem Budget handelt es sich um eine Geldleistung, die teilhabebedürftige Menschen als Alternative zu der ihnen zustehenden Sachleistung beantragen können. Dadurch werden sie befähigt, ihre Betreuung selbstbestimmt, individuell und eigenständig zu organisieren. Auch Eltern können für ihre pflegebedürftigen Kinder ein persönliches Budget beantragen. Gerade für Familien, die die Pflege ihres Kindes im gewohnten häuslichen Umfeld, möglichst selbstständig und ohne die Abhängigkeit von den Vorgaben eines Pflegedienstes, verrichten möchten, scheint dieses Konzept hohes Potential aufzuweisen.

Die konkrete Anwendung des persönlichen Budgets zur Organisation der Kinderkrankenpflege im häuslichen Umfeld und die Vor- und Nachteile, die dieses Konzept für das deutsche Gesundheitssystem und die betroffene Familie mit sich bringt, sollen im Rahmen dieses Projektberichts analysiert werden. Die konkrete Forschungsfrage lautet: „Gilt das Persönliche Budget als sinnvolle Alternative zur Häuslichen Kinderkrankenpflege durch einen Pflegedienst?"

Nachdem die zentralen Begriffe „Persönliches Budget" und „Häusliche Kinderkrankenpflege" anhand der Darstellung ihrer wesentlichen Charakteristika näher erläutert wurden, soll Kapitel 3 die konkrete Anwendung des Persönlichen Budgets vom ersten Schritt der Beantragung bis hin zur tatsächlichen Umsetzung im häuslichen Umfeld aufzeigen. Im anschließenden Kapitel 4 werden die Chancen und Grenzen erörtert, die das neue Konzept gegenüber der herkömmlichen Methode, die das Hinzuziehen eines ambulanten Pflegedienstes zur Pflege von Kindern im häuslichen Umfeld vorsieht, aufweist. Den Abschluss bildet eine kurze Zusammenfassung sowie ein Fazit, das die Forschungsfrage zu beantworten versucht.

2 Begriffe und Fakten

Zum besseren Verständnis der nachfolgenden Argumentationen werden in den folgenden Unterkapiteln 2.1 und 2.2 die beiden Begrifflichkeiten „Häusliche Kinderkrankenpflege" und „Persönliches Budget" näher erläutert.

2.1 Häusliche Kinderkrankenpflege

Nach Angaben des Bundesverbandes Häusliche Kinderkrankenpflege e.v. (BHK) wurde das Konzept der häuslichen Kinderkrankenpflege Anfang der 1980er Jahre für Neugeborene, Kinder und Jugendliche, die schwere Krankheiten und/oder Behinderungen und eine damit verbundene nachgewiesene Pflegebedürftigkeit aufweisen, entwickelt (BHK, 2020). Dabei wird die Verantwortung für ein krankes Kind in die Hände eines ambulanten Pflegedienstes gelegt, dessen Pflegekräfte ihre Arbeit direkt im häuslichen Umfeld der Patientin/des Patienten verrichten. Dies schafft für die betroffenen Familien die Möglichkeit, die Pflegeleistungen ihres Kindes im vertrauten Umfeld abzuhalten, statt es in ein Hospital übergeben zu müssen, was eine räumliche Eltern-Kind-Trennung verursachen würde. Durch die Pflege im eigenen Zuhause zielt das Konzept darauf ab, die Lebensqualität der Patientinnen/Patienten und ihrer Familien zu steigern und gleichzeitig auch die Eltern in die Pflege mit einzubeziehen und sie durch beobachtendes Lernen und ihre aktive Mithilfe zu befähigen, auch selbstständig Pflegeleistungen erbringen zu können (BHK, 2020). Generell gilt, dass Eltern zur Pflege ihres Kindes befähigt sind, selbst wenn sie keine Ausbildung als qualifizierte (Kinder-)Krankenpfleger vorweisen können. Vorausgesetzt wird eine umfangreiche Einarbeitung in die Pflege und alle dazugehörigen Prozessschritte, die die Eltern in der Regel bereits zum Zeitpunkt des Auftretens der Behinderung ihres Kindes, sei es bei der Geburt oder im späteren Lebensverlauf durch einen Unfall, durch geschulte Fachkräfte bekommen. Des Weiteren soll die häusliche Pflege dazu beitragen, der Familie ein möglichst „normales" und uneingeschränktes Leben zu gewähren. Bei den Mitarbeitenden des ambulanten Pflegedienstes handelt es sich in der Regel um qualifizierte Gesundheits- und Kinderkrankenpflegende, die sowohl Leistungen zur Grundpflege, als auch zur Behandlungspflege verrichten (BHK, 2020). Bei der Grundpflege handelt es sich um Hilfen bei alltäglichen Verrichtungen in den Bereichen Körperpflege, Ernährung und Mobilität. Voraussetzung für den Erhalt von derartigen Leistungen ist eine Einschätzung des Pflegegrades des jeweiligen Kindes durch den Medizinischen Dienst der Krankenkassen (MDK). Die Kosten für die Grundpflege übernimmt die Pflegekasse. (Land, 2018). Die Behandlungspflege dagegen umfasst medizinische Hilfeleistungen wie Verbandswechsel oder Medikamentengaben und setzt eine Verordnung der behandelnden Ärztin/des behandelnden Arztes voraus, die die monatlich zu leistenden Pflegestunden vorgibt. Vergütet wird die Behandlungspflege durch die Krankenkassen der Patientin/des Patienten (Land, 2018). Heutzutage gibt es in etwa 160 Pflegedienste, die ihren Pflegeauftrag im Rahmen einer häuslichen Kinderkrankenpflege leisten (Statistisches Bundesamt, 2015, zitiert nach BHK, 2020).

2.2 Persönliches Budget

Mit der Aufnahme von Rehabilitation und Teilhabe als neue Leitbegriffe im Rahmen des Neunten Buches Sozialgesetzbuch (SGB) im Jahr 2001 wurde ein bedeutender Anstoß zum Umgang mit behinderten und benachteiligten Menschen gegeben, indem ein neues Grundverständnis zur Unterstützung dieser geschaffen wurde (Riedel & Clausen, 2016). Während vorab eine gewisse Abhängigkeit von anderen Personen und deren Fürsorge bestand und die beeinträchtigten Individuen eine eher passive Rolle einnahmen, soll durch die Gesetzesänderung die Selbstbestimmung dieser Menschen gestärkt bzw. in den Fokus gerückt werden. Als konkrete Strategie zur Förderung dieser Eigenständigkeit zählt das Persönliche Budget (Riedel & Clausen, 2016). Die Möglichkeit der Inanspruch-nahme des Persönlichen Budgets besteht seit 2001, seit 2008 gilt sogar ein Rechtsan-spruch für all diejenigen Menschen, die ein Recht auf Leistungen zur Teilhabe haben (Kollak & Schmidt, 2015). Dabei ist es unwesentlich, ob es sich um eine körperliche, geistige oder psychische Behinderung handelt, noch wird ein bestimmter Schweregrad, ein gewisses Alter oder eine bestimmte Wohn- oder Arbeitssituation der betroffenen Per-son verlangt (Riedel & Clausen, 2016). Die gesetzliche Verankerung des Persönlichen Budgets findet sich im Paragraph 29 des SGB IX. Darin wird leistungsberechtigten Per-sonen das Anrecht zugesprochen, die ihnen zustehenden Sach- oder Dienstleistungen zur Teilhabe, in Form einer Geldleistung bzw. in Ausnahmefällen als Gutschein, zu be-ziehen (§ 29 SGB IX, 2020). Mit diesem Geld können sie eigenständig diejenigen Hilfe-leistungen bezahlen, die sie für sich selbst und ihre individuelle Lebenssituation am Wichtigsten halten. Befähigte Leistungsträger, bei denen das Persönliche Budget bean-tragt werden kann, sind beispielsweise die Krankenkasse, die Bundesagentur für Arbeit, die gesetzliche Unfall- oder Rentenversicherung, die soziale Pflegeversicherung, das Integrationsamt oder auch Sozialhilfeträger (Kollak & Schmidt, 2015). Werden mehrere Leistungsträger involviert und die Leistung als sogenannte Komplexleistung erbracht, so wird von einem trägerübergreifenden Budget gesprochen. Die Auszahlung des monetä-ren Betrags erfolgt monatlich und wird vom jeweiligen Leistungsträger bzw. von den je-weiligen Leistungsträgern vorgenommen (§ 29 SGB IX, 2020). Die Möglichkeiten der Unterstützung sind sehr vielfältig. Es kommen sowohl pflegerische Leistungen wie auch Unterstützungs- oder Betreuungsleistungen zur Alltagsbewältigung in Frage (Riedel & Clausen, 2016). Zudem besteht für die Personen, die das Persönliche Budget zwar be-ziehen möchten, in der Steuerung und Organisation des Verfahrens aber überfordert sind, die Möglichkeit, fachkundige Beratungsdienste, wie Case Manager oder Budget-verwalter aufzusuchen, um eine qualifizierte Beratung und Hilfe im Abwicklungsprozess zu erhalten (Kollak & Schmidt, 2015).

Zusammengefasst handelt es sich beim Persönlichen Budget also um eine Form der Finanzierung von Teilhabeleistungen, bei der die benachteiligten Personen oder berechtigte Angehörige selbst als Arbeitgebende fungieren, indem sie ihre Unterstützungsleistungen selbst auswählen und mithilfe ihres monatlich zustehenden Geldbetrags bezahlen (Riedel & Clausen, 2016). Die Leistungsbeziehenden werden durch ihr Wahlrecht und ihre damit verbundene hohe Verantwortung für sich selbst in ihrer Selbstbestimmung gefördert. Grundsätzlich ist bei der Umsetzung der Strategie stets darauf zu achten, dass die Versorgungsqualität auf hohem Niveau erfolgt und der beeinträchtigte Mensch und dessen individuellen Bedürfnisse stets im Mittelpunkt stehen (Köser et al., 2015).

Da für den Bezug eines Persönlichen Budgets, wie bereits erwähnt, keine Altersbeschränkung vorliegt, kann die Finanzierungsstrategie auch für beeinträchtigte Kinder beantragt werden. Verantwortlich für den Abwicklungsprozess und die damit verbundenen Aufgaben und Pflichten sind in diesem Fall die Eltern/ ein Elternteil bzw. der/die Erziehungsberechtigte(n) des jeweiligen Kindes. Zur besseren Lesbarkeit der nachfolgenden Argumentationen werden „die Eltern" als Überbegriff für die sorgeberechtigte(n) Person(en) verwendet. Wie die Beantragung und Umsetzung konkret verläuft und inwiefern sich das Konzept mit der häuslichen Kinderkrankenpflege verknüpfen lässt, wird im folgenden Kapitel veranschaulicht.

3 Anwendung des Persönlichen Budgets zur häuslichen Kinderkrankenpflege – Von der Entscheidung bis zur konkreten Umsetzung

Der konkrete Unterschied, zwischen der häuslichen Kinderkrankenpflege durch einen ambulanten Pflegedienst und der Nutzung des Persönlichen Budgets zur häuslichen Pflege besteht in der Verantwortung. Während im ersten Fall der Pflegedienst bzw. dessen examinierten Mitarbeitenden die Hauptverantwortung für die fachgemäße Pflege des entsprechenden Kindes tragen und alle dazugehörigen Prozesse wie Dienstplanung, Bereitstellung der erforderlichen Ressourcen, Bezahlung der Mitarbeitenden etc. organisieren, sind die Eltern in der Finanzierungsstrategie Persönliches Budget für all diese Aufgaben selbst verantwortlich. Die Eltern sind sozusagen verpflichtet, sich durch ihre Regie und einen entsprechenden Umgang mit dem vorhandenen Budget, für eine individuell auf ihr Kind abgestimmte, bestmögliche Versorgung zu kümmern. Generell gibt es nach Angaben des Bundesministeriums für Arbeit und Soziales (BMAS) verschiedene Möglichkeiten, das Verwaltungsverfahren anzugehen (BMAS, 2020). In den meisten Fällen gestaltet sich der Weg von der Entscheidung für das Budget seitens der Eltern bis hin zur tatsächlichen Anwendung des Persönlichen Budgets wie in den folgenden beiden Kapiteln beschrieben.

3.1 Beantragung und Beschluss des Persönlichen Budgets

Bevor die Entscheidung für die Beantragung eines Persönlichen Budget gefällt wird, ist es zu empfehlen, ein kostenfreies Beratungsgespräch mit entsprechenden Beratungsstellen und/oder dem/den Leistungsträger(n) zu führen (Riedel & Clausen, 2016). Im nachfolgenden Verlauf wird der Singular als Überbegriff für einen oder mehrere Leistungsträger verwendet. Während des Gespräches sollen alle Fragen der interessierten Eltern geklärt werden. Zudem werden sie darüber aufgeklärt, wie sie für den Fall der Beantragung weiter vorzugehen haben.

Die Beantragung selbst beruht auf freiwilliger Basis und ist grundsätzlich bei allen Rehabilitationsträgern, die in Paragraph Sechs des SGB IX gelistet sind, möglich. Dazu zählen unter anderem die gesetzlichen Krankenkassen, die Bundesagentur für Arbeit, die gesetzliche Unfall- und Rentenversicherung, sowie Träger der Jugend- und Eingliederungshilfe (§ 6 SGB IX, 2020). Als Erstes sollte gemeinsam mit dem gewählten Träger besprochen werden, welche Hilfen bzw. Leistungen von der Familie konkret angestrebt werden. Eine Besonderheit des Persönlichen Budgets ist dabei, dass nicht nur medizinisch oder pflegerisch notwendige Aufwendungen zur Versorgung der Patientin/des Patienten, sondern auch Assistenzleistungen wie z.B. eine Schulbegleitung oder eine Haushaltshilfe für die Familie, beantragt werden können (BMAS, 2020). Innerhalb eines Zeitraums von zwei Wochen hat der Rehabilitationsträger anschließend festzustellen, ob er selbst für die gewünschten Leistungen zuständig ist, ob die Leistungserbringung nur als trägerübergreifende Komplexleistung zusammen mit andern Trägern zu bewerkstelligen ist, oder ob die Verantwortung für das Verfahren komplett an einen anderen Leistungsträger zu übergeben ist (BMAS, 2020). Wurde der verantwortliche Träger ausfindig gemacht, sind einige weitere Schritte zu klären. Zuerst ist es erforderlich, eine gemeinsame Zielvereinbarung zwischen den Eltern des Kindes und dem verantwortlichen Rehabilitationsträger zu schließen. Diese soll den Anforderungen der sogenannten SMART-Methode entsprechend und demzufolge spezifisch, messbar, anspruchsvoll, realistisch und terminiert sein (BMAS, 2020). Die Zielvereinbarung soll individuell auf die Bedarfe des Kindes und die zu deckenden Leistungen angepasst werden und enthält verpflichtend eine Auflistung der individuell gewählten Ziele zur Förderung des Kindes, einen Beleg zum subjektiv festgestellten Unterstützungsbedarfs des Kindes, einen Hinweis zur Qualitätssicherung sowie die Höhe des monatlichen Budgetbetrags (§ 29 SGB IX, 2020). Die Ziele und dazu notwendigen Leistungen sollen sich dabei auf die Bedarfe des jeweiligen Kindes beziehen, die kontinuierlich und in alltäglichen Situationen auftreten. Die Qualitätssicherung findet hauptsächlich selbst durch die Familie des Kindes statt, da diese durch ihren alltäglichen Kontakt zur Einschätzung des allgemeinen Wohlbefindens am Besten geeignet ist. Konkret wird dabei die Ergebnisqualität, d.h. die Erfüllung der Ziele, die im Rahmen der Zielvereinbarung vereinbart wurden, beurteilt

(BMAS, 2020). Bezüglich der Festlegung der Höhe des Budgets ist der Grundsatz zu beachten, dass der individuell festgelegte Bedarf zwar gedeckt werden soll, die zu erwartenden Leistungen jedoch die Kosten aller Leistungen, die ohne das Persönliche Budget, beispielsweise durch einen ambulanten Pflegedienst erbracht werden würden, nicht überschreiten (Blesinger, 2001, zitiert nach Köser et al., 2015). Hinzu kommt die Aufgabe des Leistungsträgers, eine Einschätzung darüber vorzunehmen, ob die mit dem persönlichen Budget zusammenhängenden organisatorischen Verpflichtungen alleine im familiären Umfeld bewältigt werden können, oder ob das Hinzuziehen von zusätzlichen Beratungs- und Unterstützungsangeboten nötig ist (Köser et al., 2015). Dies ist ebenso bei der Bemessung der Höhe des monatlichen Geldbetrags zu beachten (BMAS, 2020). Die Höhe des Einkommens bzw. des Vermögens der Erziehungsberechtigten spielt dabei keine Rolle. Lediglich beim Wunsch nach bestimmten Sozialleistungen, die nicht dem medizinischen Bedarf der Patientin/des Patienten entsprechen, sind Zuzahlungen eigenständig zu erbringen (BMAS, 2020).

Nach Beschluss der Zielvereinbarung wird diese auf ihre Eignung geprüft und die Beantragenden erhalten einen Bescheid, ob diese bewilligt wurde und wie hoch der Betrag im Falle einer Bewilligung ist. Sollte der Bescheid nicht den Ansprüchen der Erziehungsberechtigten entsprechen, sind sie befähigt, Rechtsmittel vor einem endgültigen Vertragsschluss einzulegen (BMAS, 2020). Kommt ein Vertrag zustande, so wird alle zwei Jahre ein Ermittlungsverfahren des aktuellen Bedarfs durchgeführt, um gegebenenfalls Anpassungen vornehmen zu können (SGB IX, 2020).

3.2 Anwendung und Umgang mit dem Persönlichen Budget

Nach Vertragsabschluss und Erhalt des ersten monatlichen Geldbetrages kommen auf die Eltern, die die Pflege ihres beeinträchtigten Kind mit Hilfe des Persönlichen Budgets im eigenen Zuhause gewährleisten möchten, viele Aufgaben zu, die vor allem Verwaltungs- und Organisationsaspekte beinhalten. Wurde bei der Bewilligung des Budgets ein Beratungs- und Unterstützungsbedarf der Familie festgestellt, so kann diese sich dazu auch Hilfen von Organisationen erkaufen, die Unterstützungsleistungen beispielsweise bei Vertragsabschlüssen, bei der Recherche nach geeigneten Dienstleistern, bei Abrechnungs- oder Budgetverwaltungsangelegenheiten sowie zur Erbringung von Verwendungsnachweisen, anbieten (BMAS, 2020). Ansonsten liegt die Verantwortung allein bei den Erziehungsberechtigten. Die Eltern sind somit selbst dafür verantwortlich, geeignetes Personal zu finden. Welche Aufgaben dieses konkret zu verrichten hat, ist der Zielvereinbarung zu entnehmen. Je nach Bedarf und Abmachung übernimmt es pflegerische Aufgaben, einfache Tätigkeiten zur Alltagsbewältigung wie beispielsweise die Begleitung des Kindes in die Schule oder auch unterstützende Aufgaben, die weniger das pflegebedürftige Kind, sondern vielmehr die Familie an sich betreffen, indem das Personal beispielsweise Unterstützung im Haushalt oder bei der Betreuung von Geschwisterkindern bietet. Zur konkreten Personalsuche gehört das Veröffentlichen von Stellenanzeigen, das Einladen und Führen von Vorstellungsgesprächen, das Verhandeln von Gehältern und Verträgen sowie die abschließende Entscheidung für einen oder mehrere Mitarbeitende. Eine Möglichkeit, die das Persönliche Budget dabei bietet, ist es Familienangehörige oder Freunde zu beschäftigen und deren Teilhabeleistungen mit dem Budget zu entlohnen. Die Eltern selbst können jedoch kein Budget für ihre Tätigkeiten beziehen, da es sich dabei um sogenannte Beistandspflichten handelt, die Mutter und Vater immer verpflichtend gegenüber ihrem Kind zu erbringen haben (BMAS, 2020). Während die Einarbeitung sonst durch die Mitarbeitenden des ambulanten Pflegedienstes übernommen wird, kommt auch diese Aufgabe im Rahmen des Persönlichen Budgets auf die Eltern zu. Zudem müssen sie die Dienste entsprechend ihres eigenen Bedarfs und den Verfügbarkeiten der Mitarbeitenden selbst einteilen, was sich als eine komplexe Anforderung erweisen kann, da zudem arbeitsrechtliche Bestimmungen wie Pausenzeiten, Mindestarbeitszeiten oder auch der gesetzlich zustehende Erholungsurlaub zu berücksichtigen sind. Auch die Abrechnung und Auszahlung der Gehälter muss selbst vorgenommen werden, wofür ebenso Kenntnisse vonnöten sind, die oftmals über das Grundwissen von Erwachsenen hinausgehen (Riedel & Clausen, 2016). Zuletzt sind neben den Rehabilitationsträgern auch von den Budgetempfangenden Nachweise zu erbringen. Die Eltern müssen belegen, dass sie das Persönliche Budget auch für die in der Zielvereinbarung festgelegten Leistungen nutzen. Dabei soll der bürokratische Aspekt allerdings möglichst gering gehalten werden, weshalb der Grundsatz „so wenig wie möglich, so viel wie nötig" gilt (BMAS, 2020).

Den Eltern kommen demnach verschiedene Rollen zugleich zu: Sie sind Budgetnehmer durch das Beziehen des Persönlichen Budgets, sie sind Käufer von Dienstleistungen, die zur Unterstützung der Familie bzw. des bedürftigen Kindes dienen, sie sind aber auch Kunden von Dienstleistungsanbietern sowie gleichzeitig Arbeitgebende für Pflegekräfte oder Assistenten (BMAS, 2020).

Abschließend muss angemerkt werden, dass der Vertrag beim Vorliegen von triftigen Gründen jederzeit von beiden Vertragspartnern gekündigt werden kann. Kündigungsgründe seitens der Familie haben meist persönliche und/oder familiäre Hintergründe. Leistungsträger entscheiden sich meist lediglich für eine Beendigung des Vertragsverhältnisses, wenn bestimmte Abmachungen seitens der Familie mehrfach nicht eingehalten wurden, wie beispielsweise die Vorlage von Belegen der Bedarfsdeckung oder Aspekte der Qualitätssicherung (BMAS, 2020).

4 Chancen und Grenzen der Anwendung des Persönlichen Budgets zur häuslichen Kinderkrankenpflege

Bereits im vorherigen Kapitel wurde durch einige Aspekte deutlich, dass die Anwendung des Persönlichen Budget zur Pflege einer jungen Patientin/ eines jungen Patienten im häuslichen Umfeld viele Vorteile und vor allem Freiheiten für die betroffene Familie mit sich bringt, jedoch auch an einige Grenzen stößt und vor allem mit viel Arbeit verbunden ist. Die nachfolgenden beiden Unterkapitel geben eine Übersicht über die Vor- und Nachteile, die das Konzept v.a. gegenüber der häuslichen Pflege durch einen ambulanten Kinderkrankenpflegedienst aufweist. Hinzuzufügen ist hier allerdings, dass einige der aufgelisteten Punkte eng zusammenhängen und einige Vorteile teilweise auch gleichzeitig gewisse Nachteile mit sich bringen, und umgekehrt. Zum besseren Verständnis werden die Argumente mit alltäglichen Beispielen hinterlegt.

4.1 Chancen

Das Persönliche Budget als besondere Form der Leistungserbringung bringt in seiner Anwendung zur häuslichen Kinderkrankenpflege folgende positive Aspekte mit sich:

4.1.1 Chance auf Inklusion durch Individualität des Behandlungskonzeptes

Ein überzeugendes Argument, das für die Inanspruchnahme des Persönlichen Budgets zur häuslichen Pflege spricht, ist die Tatsache, dass das beeinträchtigte Kind selbst im Mittelpunkt des Konzepts steht. Durch die Feststellung des zur Versorgung des jeweiligen Kindes notwendigen Bedarfs, wird Individualität gewährleistet. Da die Eltern aktiv an der Gestaltung des Behandlungsplans teilnehmen und ihre alltäglichen und meist auch langjährigen Erfahrungen in Bezug auf ihr Kind und dessen Charakteristika einfließen, wird die Chance, dass ihre Tochter bzw. ihr Sohn die für sie/ihn bestmögliche Hilfeleistung erhält, erhöht. Die Orientierung an den individuellen Bedarfen soll demnach dazu beitragen, eine nahezu ideale Behandlung für die Patientin/den Patienten sicherstellen, was wiederum deren/dessen Selbstständigkeit fördern und dadurch auch den Weg zur Inklusion und gesellschaftlichen Teilhabe erleichtern soll (Riedel & Clausen, 2016). Der Leitgedanke „Teilhabe statt Fürsorge" der eine bedeutende Rolle bei der Entwicklung des Konzeptes des Persönlichen Budgets spielte, kommt hier entscheidend zur Geltung.

4.1.2 Mehr Selbstbestimmung und Einfluss auf die Leistungserbringung

Der Aspekt der Selbstbestimmung hängt eng mit der Orientierung an den individuellen Bedarfen der Patientin/des Patienten und der damit verbundenen Wahlfreiheit zusammen. Im Rahmen des Persönlichen Budgets entscheidet nicht der Pflegedienst, sondern die Familie selbst, wie die Kinderkrankenpflege konkret aussehen soll. Während bisher all die Leistungen in Anspruch genommen wurden, die dem Kind zugewiesen wurden, wird die Hilfeleistung nun durch den gemeinsamen Beschluss der Zielvereinbarung selbst organisiert. Die Eltern nehmen damit aktiv Einfluss auf die Leistungserbringung und werden befähigt, selbst zu entscheiden, welche Leistungen ihr Kind zu welcher Zeit, an welchem Ort, in welcher Art und durch welchen Leistungserbringer erhalten soll (Köser et al., 2015). Da die Erziehungsberechtigten immer nur das Beste für ihr Kind wollen, kommt ihnen das Persönliche Budget insofern entgegen, indem sie selbst in ihrer Selbstbestimmung unterstützt und durch die Möglichkeit der selbstständigen Entscheidung für bestimmte Leistungen zu unabhängigen und aktiven Entscheidern werden (Kollak & Schmidt, 2015). Damit müssen sie die Verantwortung für ihr Kind nicht in die Hände eines Dritten, wie beispielsweise eines Pflegedienstes legen, sondern nehmen sich dieser durch die Inanspruchnahme des Persönlichen Budgets bewusst und auf eigenen Wunsch selbst an. Als Beispiel sei hier die Personalauswahl genannt. Wird die Pflege durch einen häuslichen Kinderkrankenpflegedienst absolviert, so hat die Familie selbst keinen Einfluss darauf, welcher Mitarbeitende des Pflegedienstes mit der Pflege ihres Kindes betraut werden und sich damit regelmäßig im eigenen Zuhause aufhalten. Im Rahmen des Persönlichen Budgets dagegen gilt die Personalauswahl als Aufgabe bzw. Verantwortlichkeit der Eltern. Damit haben sie die Freiheit, ihr Personal selbst zu wählen und sich gegebenenfalls auch aus Sympathiegründen für eine Person zu entscheiden, was gleichzeitig auch bedeutet, dass sie auch selbst für die Prüfung der entsprechenden Qualifikationen und die damit zusammenhängende Qualitätssicherung der Hilfeleistung verantwortlich sind. Des Weiteren kommt den Eltern durch die erhöhte Selbstbestimmung auch eine gewisse Flexibilität in der Gestaltung der Teilhabeleistungen zu. So können sie beispielsweise selbstständig die Zeitspanne der Dienstleistungserbringung mit ihren Angestellten vereinbaren und dabei gegebenenfalls auch persönliche Termine berücksichtigen. Dies gestaltet sich wesentlich einfacher, schneller und unkomplizierter als in der Zusammenarbeit mit einem Pflegedienst, bei dem die Mitarbeitenden nicht befugt sind, ihre Dienstzeiten selbstständig mit den Eltern abzusprechen und erst eine Genehmigung seitens des Dienstplanmanagements erforderlich ist. Auch sind die Eltern befähigt, ganz eigene Regeln in die Unterstützungsleistung einzubringen. Beispielsweise könnten sie Ihren Angestellten im Gegensatz zu vielen Pflegediensten erlauben, im Nachtdienst ein Buch zu lesen, während das Kind schläft und somit alltägliche Situationen eigenaktiv gestalten. Dazu gehört auch, wie bereits in Kapitel 3.1 erwähnt, die Möglichkeit, Assistenzleistungen mithilfe des Persönlichen Budgets zu beziehen, um damit die Familie als Ganzes in ihren individuellen Wünschen zu unterstützen.

4.1.3 Möglichkeit der Entlohnung von helfenden Familienangehörigen, Bekannten sowie Assistentinnen/Assistenten

Die Möglichkeit, Familienangehörige, Freundinnen/Freunde, sonstige Bekannte oder auch Assistentinnen/Assistenten ohne spezielle Fachausbildung nach entsprechender

Einarbeitung in die Versorgung des pflegebedürftigen Kindes einzubinden und dafür entsprechend zu entlohnen, stellt ebenfalls eine Freiheit dar, die das Persönliche Budget für die betroffene Familie gewährt. Voraussetzung hierfür ist immer, dass der Gesundheitszustand des jeweiligen Kindes dies auch ermöglicht. Bei beatmeten, intensivpflegepflichtigen Kindern wird die Einbindung von Assistentinnen/Assistenten ohne abgeschlossenen Pflegeausbildung schwer möglich sein – bei Patientinnen/Patienten, die beispielsweise lediglich eine körperliche Behinderung aufweisen und auf einen Rollstuhl angewiesen sind, gestaltet sich die Umsetzung wesentlich einfacher und unkomplizierter. Generell bietet diese Gelegenheit ein enormes Potential für das Kind selbst, sowie auch für dessen Familie und leistet zudem einen Beitrag zum Entgegenwirken des deutschlandweiten Pflegenotstandes. Die junge Patientin/der junge Patient strebt, soweit gesundheitlich möglich, nach Anerkennung und Teilhabe im gesellschaftlichen Leben – die Erreichung dieses Ziels kann beispielsweise erleichtert werden, wenn eine bekannte Person, möglicherweise sogar die Schwester/der Bruder oder eine Freundin/ein Freund die Schulbegleitung übernimmt, anstatt einer staatlich geprüften Pflegekraft, die mit dem offiziellen Logo des Pflegedienstes auf ihrer Arbeitskleidung auftritt und damit offensichtlich die Pflegebedürftigkeit der/des Betroffenen präsentiert. Für die Eltern bringt diese Möglichkeit wiederum erhöhte Flexibilität in der Gestaltung der Pflegeleistungen, da die Kommunikation mit Bekannten meist unkompliziert verläuft, was wiederum beispielsweise kurzfristige Dienständerungen einfacher ermöglicht. Zudem ist von Beginn an eine gewisse Vertrauensbasis vorhanden. Zuletzt hat die Möglichkeit der Einbindung von ungeschultem Personal auch positiven Einfluss auf den vorhandenen Pflegeengpass. Da die Ressource des Pflegepersonals in ganz Deutschland knapp ist, besteht die Gefahr, gerade auch im Rahmen des Persönlichen Budgets, nicht ausreichend qualifizierte Pflegekräfte zu finden, um alle verordneten Pflegestunden abzudecken. Da die Betreuungsmöglichkeiten von beeinträchtigten Kindern oftmals alltägliche und medizinisch unkomplizierte Tätigkeiten, die einfach erlernt werden können, beinhalten, kann die Einbeziehung von Pflegeassistentinnen/-assistenten auch dazu helfen, das zustehende Leistungsvolumen überhaupt abdecken zu können.

4.1.4 Möglichkeit des Aufbaus eines familiären Verhältnisses zu den Angestellten

Wird die häusliche Kinderkrankenpflege von einem ambulanten Pflegedienst vorgenommen, läuft die gesamte Organisation über dessen Verwaltung ab. Die Mitarbeitenden werden von ihren Vorgesetzten auf eine Familie zugeteilt und kommen dann lediglich zu ihren vorgegebenen Dienstzeiten in das häusliche Umfeld des Kindes, um dort ihre Arbeit zu verrichten. Wird die Personalauswahl dagegen im Rahmen des Persönlichen Budgets von den Eltern vorgenommen und entscheidet sich eine Person bewusst und auf eigenen Wunsch für den neuen Arbeitsplatz in der Familie bzw. zur Pflege des

Kindes, so ist häufig von Beginn an ein gewisser Bezug vorhanden, der über das reine Arbeitsverhältnis hinausgeht. Durch die vielen organisatorischen Aufgaben der Eltern, wie beispielsweise die Einarbeitung, Dienst- oder Urlaubsplanung, ist eine stetige Kommunikation erforderlich. Dadurch kann schnell ein „familiäres" Verhältnis und ein entsprechendes Vertrauen aufgebaut werden, was auch dem zu betreuenden Kind zu Gute kommt, da ein vertrauensvolles Miteinander immer auch das allgemeine Wohlbefinden fördert und damit wiederum einen Beitrag zur gesellschaftlichen Teilhabe und Anerkennung leistet.

4.1.5 Umsetzung ökonomischer Aspekte

Dass die Inanspruchnahme des Persönlichen Budgets von hoher Bedeutung hinsichtlich des Pflegenotstandes in Deutschland ist und zur Deckung des individuell festgestellten Bedarfs eines pflegebedürftigen Kindes beitragen kann, wurde bereits erwähnt. Zudem kann das Persönliche Budget als ein wirtschaftlich denkendes Konzept bezeichnet werden, da die notwendigen Teilhabeleistungen gedeckt werden können, ohne dass höhere Kosten als durch die bisher zustehenden Sach- und Dienstleistungen entstehen (Riedel & Clausen, 2016)

4.2 Grenzen

Neben den vielen Chancen, die das Konzept des Persönlichen Budgets gegenüber ambulanten Kinderkrankenpflegediensten bietet, stehen auch einige negative Aspekte, die es bei der Wahl für eine Pflegevariante zu berücksichtigen gilt.

4.2.1 Erhöhtes Risiko für die Erziehungsberechtigten

Die bereits erwähnte Förderung der Selbstbestimmung und Verantwortung der Eltern bringt nicht nur positive Aspekte mit sich. Gleichzeitig sind damit auch erhöhte Risiken verbunden. Kommt es in einem ambulanten häuslichen Kinderkrankenpflegedienst zum Ausfall eines Mitarbeitenden, beispielsweise wegen Urlaub, Kündigung oder auch kurzfristig wegen Krankheit, so kümmert sich die Verwaltung um Ersatz, indem aus dem Repertoire vieler Pflegekräfte eine Person gesucht wird, die einspringen und den entsprechenden Dienst übernehmen kann. Ist keine zusätzliche Kraft verfügbar, so besteht hier beispielsweise auch die Möglichkeit, einen Dienst bei einem anderen Kind, dessen Erkrankung weniger gravierend ist, zugunsten des betroffenen Kindes ausfallen zu lassen. Derartige Spielräume haben Eltern, die mit dem Persönlichen Budget arbeiten, nicht. Fällt eine Angestellte/ ein Angestellter aus, so bleibt lediglich die Möglichkeit, die anderen Personen aus dem Team zu fragen, ob sie einspringen und den Dienst zusätzlich übernehmen können. Ist dies nicht der Fall, kommt es zwangsläufig zum Dienstausfall, was bedeutet, dass die in der Zielvereinbarung festgelegten Leistungen nicht gedeckt werden können. Dadurch wird deutlich, dass eine starke Abhängigkeit der Familie von ihren Angestellten besteht.

Hinzu kommen erhöhte Risiken durch die Rolle der Eltern als Arbeitgebende und die dadurch entstehende Verantwortlichkeit für die Organisation der Pflegeleistung und die Angestellten. Bei organisatorischen Fehlern, beispielsweise in der Dienstplanung und Abrechnung ist es alleinige Aufgabe der Erziehungsberechtigten, diese in einem angemessenen Maß zu beheben und mit möglichen Konsequenzen umzugehen. Auch besteht durch den Umgang mit dem Budget ein gewisses Risiko, beispielsweise bei Geldverlust durch Kontobetrug oder einen kostenintensiven und wenig nutzenbringenden Einsatz, wie etwa das Erstellen und Bezahlen von Stellenanzeigen, auf deren öffentliche Bekanntmachung die Familie keine Reaktion bzw. Bewerbung von Interessentinnen/Interessenten erhält.

4.2.2 Erhöhter Organisationsaufwand

Da die Eltern für den Umgang mit dem Persönlichen Budget komplett alleine verantwortlich sind, werden sie in ihrer Pflicht als Budgetbezieher, Käufer, Kunde sowie Arbeitgeber, wie bereits erwähnt, mit einem enormen Organisationsaufwand belastet (BMAS, 2020). Dazu zählen die Beantragung des Budgets inklusive der Einreichung der notwendigen Dokumente und das Führen von Verhandlungen, die Personalsuche, die unter anderem das Schalten von Stellenanzeigen und das Führen von Vorstellungsgesprächen beinhaltet, grundsätzliche Aufgaben und Pflichten eines Arbeitgebers, wie beispielsweise die Abrechnung und Entlohnung der Mitarbeitenden sowie alle Prozesse, die einen reibungslosen Versorgungsablauf sowie eine bestmögliche Betreuung des Kindes gewähren. Dazu gehört die Dienst- und Urlaubsplanung, die Qualitätssicherung, die Dokumentation der Pflegeleistungen sowie Aspekte der Kommunikation. Auch sind gegenüber den Leistungsträgern entsprechende Nachweise über die fachgerechte Nutzung des Budgets zu leisten (BMAS, 2020). All die Aspekte machen deutlich, dass die Bewältigung der Aufgaben sowohl eine Menge an Zeit, als auch ein entsprechendes Organisationstalent und Fachwissen erfordern. Die Eltern sollten sich dieser Anforderung bereits vor Beziehen des Budgets bewusst sein und die entsprechenden Verantwortlichkeiten vorab klären, um gegebenenfalls vorbereitend notwendige Umstrukturierungen in den privaten oder beruflichen Tätigkeiten vornehmen zu können. Ist die Bürokratie nicht eigenständig bewältigbar, so sollte dies bei der Bemessung des Budgets berücksichtigt und eine entsprechende Anpassung zugunsten der Möglichkeit des Einkaufs von externen Unterstützungsleistungen angewandt werden (Köser et al., 2015).

4.2.3 Schwierigkeit der Wahrung der professionellen Distanz

Dieser Punkt steht in einem Spannungsverhältnis zu dem in Kapitel 4.1.4 genannten Aspekt „Möglichkeit des Aufbaus eines familiären Verhältnisses zu den Angestellten".

Zwar schafft ein freundschaftlicher Umgang miteinander eine angenehme Atmosphäre im häuslichen Zusammensein, jedoch bringt sie auch die Gefahr mit sich, auf eine zu persönliche Ebene zu geraten. Die Wahrung einer professionellen Distanz zwischen Arbeitgebenden und Arbeitnehmenden ist nicht nur bei der Arbeit in großen Betrieben erforderlich, sondern auch im häuslichen Umfeld. Die Familie muss sich klar darüber bewusst sein, dass ihr Zuhause der Arbeitsplatz ihrer Angestellten ist und diese der Intention nachgehen, ihre verpflichtenden Aufgaben zu verrichten, um entsprechend entlohnt zu werden. Fehlt dieses Bewusstsein und die Trennung zwischen Beruf und Privatleben, kann dies schnell zu Schwierigkeiten in der Kommunikation führen und Konflikte auslösen, die durch einen zu persönlichen Umgang zustande kommen. Demzufolge ist es wichtig, ein gewisses Gleichgewicht zu finden, das ein respektvolles und unkompliziertes Miteinander gewährleistet.

4.2.4 Schwierigkeiten in der praktischen Umsetzung

Ein weiteres Problem des Konzeptes ist, dass es in der praktischen Umsetzung auf einige Grenzen stößt. Grundsätzlich wird das Persönliche Budget bisher wenig in Anspruch genommen (BMAS, 2020). Gründe von Seiten der Familien sind einerseits eine unzureichende Aufklärung über die Möglichkeiten, andererseits aber auch Ängste vor der Verantwortung, den zu bewältigenden Aufgaben sowie einer unzureichenden Versorgung des eigenen Kindes (Kollak & Schmidt, 2015). Generell besteht die Unsicherheit, ob die Anforderungen des Persönlichen Budgets und der damit zusammenhängende erhöhte Organisationsaufwand zu bewältigen ist (BMAS, 2020). Auch existiert die Sorge, dass die zustehenden Leistungsansprüche durch die Inanspruchnahme des Persönlichen Budgets gekürzt werden und die Qualitätssicherung und Pflegeleistung darunter leiden (BMAS, 2020). Zudem stößt vor allem die trägerübergreifende Variante auf Ablehnung, da sie als kompliziert und schwer überschaubar eingestuft wird (Kollak & Schmidt, 2015). Jedoch fehlt nicht nur seitens der Familien die vollkommene Überzeugung des Konzeptes, sondern auch von Seiten der Trägerschaften. Auch hier mangelt es an Wissen und Informationen zu den Möglichkeiten der besonderen Form der Leistungsgewährung, weshalb sie nicht aktiv nach außen hin vermarktet wird. Hinzu kommt die Konfrontation mit den Eltern als Verhandlungspartner, die häufig unterschiedliche und teilweise sogar unrealistische Interessen verfolgen, da sie oftmals nicht neutral und lediglich am Wohlbefinden ihres Kindes interessiert sind und ökonomische Aspekte dadurch völlig ausblenden (Kollak & Schmidt, 2015). Dadurch wird deutlich, dass auch die Leistungsträger in einem entscheidenden Maße dafür verantwortlich sind, ob das Konzept des Persönlichen Budgets weitere Verbreitung findet. Von ihnen wird die Bereitschaft gefordert, sich dem neuen Konzept anzunehmen, umzudenken und sich um die Entwicklung von individuellen Teilhabekonzepten zu bemühen (Köser et al., 2015).

5 Zusammenfassung und Fazit: Persönliches Budget vs. Pflegedienst

Das Persönliche Budget ist eine besondere Form der Leistungsgewährung und wurde im Jahr 2001 entwickelt, um die Selbstbestimmung von Menschen mit einer nachgewiesenen Beeinträchtigung zu stärken. Dabei werden den betroffenen Menschen ihre zustehenden Hilfeleistungen nicht in Form von Dienst- oder Sachleistungen erbracht, sondern in Form von Geldleistungen bzw. Gutscheinen, mit denen sie ihre individuell benötigten Hilfen selbst auswählen und erkaufen können (BMAS, 2020). Auch für Minderjährige ist eine Inanspruchnahme des Persönlichen Budgets möglich – in diesem Fall sind die Eltern für einen angemessenen Umgang mit der Geldleistung verantwortlich (BMAS, 2020).

Ob sich das Persönliche Budget als Alternative zur häuslichen Kinderkrankenpflege durch einen Pflegedienst eignet, wurde im Rahmen dieses Projektberichts untersucht.

Indem der Anwendungsprozess und die damit verbundenen Aufgaben, die im Rahmen der Inanspruchnahme des Persönlichen Budgets zu verrichten sind, aufgezeigt wurde, wurde deutlich, dass das Konzept sowohl Chancen, als auch Grenzen in der Anwendung zur häuslichen Pflege und gegenüber dem herkömmlichen Konzept der häuslichen Pflege durch einen ambulanten Kinderkrankenpflegedienst aufweist.

Im Rahmen der detaillierten Erörterung konnten folgende Vorteile gefunden werden, die für das Konzept des Persönlichen Budgets sprechen: Indem eine individuell auf die Bedarfe des jeweiligen Kindes abgestimmte Zielvereinbarung mit dem zuständigen Leistungsträger vorgenommen wird, wird eine bestmögliche Versorgung gewährleistet, die die Chance auf Inklusion und gesellschaftliche Teilhabe stärkt. Auch wird dadurch die Selbstbestimmung der Eltern und deren Einfluss auf die Leistungserbringung erhöht. Weitere positive Aspekte sind die Möglichkeit der Entlohnung von helfenden Familienangehörigen, Bekannten und/oder Assistentinnen/Assistenten sowie die Tatsache, dass der Aufbau eines „familiäres" Verhältnisses zwischen Arbeitgebenden und Arbeitnehmenden erleichtert wird. Auch werden ökonomische Ziele umgesetzt, indem dem deutschlandweiten Pflegenotstand mithilfe der Anwendung des Konzeptes entgegengewirkt werden soll, welche zugleich keine Kostensteigerungen zur ohnehin zustehenden Pflegeleistung verursacht.

Auf der anderen Seite ist auf folgende Nachteile des Konzeptes zu verweisen: Durch die hohe Verantwortung der Eltern entsteht zugleich ein enormer Organisationsaufwand sowie ein erhöhtes Risiko, beispielsweise bei Krankheit eines Angestellten oder versehentlichen Fehlern in der Organisation. Auch ist es schwer eine professionelle Distanz zu den Angestellten zu wahren. Zudem bestehen Schwierigkeiten in der praktischen Umsetzung, vor allem aufgrund der Tatsache, dass weder auf Seiten der Eltern, noch auf

Seiten der befähigten Leistungsträger eine vollkommene Aufklärung über das Konzept und seine Möglichkeiten und Grenzen vorliegt.

Durch die Gegenüberstellung der Vor- und Nachteile wird deutlich, dass keines der beiden Konzepte als „perfekte" Strategie zur häuslichen Kinderkrankenpflege gesehen werden kann. Demzufolge kann das Persönliche Budget die Pflege durch einen Pflegedienst auch nicht vollkommen ersetzten. Daraus lässt sich schließen, dass die Forschungsfrage „Gilt das Persönliche Budget als sinnvolle Alternative zur häuslichen Kinderkrankenpflege durch einen Pflegedienst?" nicht eindeutig mit JA beantwortet werden kann: **Zwar stellt das Persönliche Budget eine Alternative dar, die auch gewisse Vorteile gegenüber dem ambulanten Pflegedienst mit sich bringt, jedoch überwiegen diese nicht in solch einer Stärke, dass von einem sinnvollen Ersatz gesprochen werden kann.** Weiterhin weist auch das Einbeziehen eines ambulanten Kinderkrankenpflegedienstes einige Aspekte auf, die sich in der Gegenüberstellung mit dem Persönliche Budget, als vorteilhaft gegenüber dem neuen Konzept erweisen. Demzufolge liegt es in der Einschätzung des Betroffenen, für sich selbst zu entscheiden, welches Konzept er bevorzugt, indem individuell abgewogen wird, ob das Mehr an Selbstbestimmung dem höheren Organisationsaufwand und den zusätzlichen Risiken überwiegt, oder umgekehrt. Auch ist die Entscheidung stark abhängig von der Höhe der Pflegebedürftigkeit des betroffenen Kindes.

Generell ist anzumerken, dass auch eine Mischform beider Alternativen möglich ist, d.h. die Pflege eines kranken Kindes kann durch einen ambulanten Pflegedienst im häuslichen Umfeld übernommen und zusätzlich durch das Beziehen des Persönlichen Budgets und eigenen Mitarbeitenden ergänzt werden. Diese Strategie erweist sich vor allem zu Zeiten des Pflegenotstandes, in denen Pflegedienste häufig nicht alle zustehenden monatlichen Leistungsstunden abdecken können, als vorteilhaft. Somit können die fehlenden Stunden über das Persönliche Budget beantragt und über Mitarbeitende, die von der Familie selbst erworben werden, abgedeckt werden. Möglicherweise eigenen sich hierzu sogar Familienangehörige und/oder Bekannte.

6 Literaturverzeichnis

Bundesministerium für Arbeit und Soziales (2020). *Fragen und Antworten zum Persönlichen Budget.* Verfügbar unter: https://www.bmas.de/DE/Themen/Teilhabe-Inklusion/Persoenliches-Budget/Fragen-und-Antworten/faq-persoenliches-budget.html (28.10.2020).

Bundesministerium für Gesundheit und Soziales (2017). *Persönliches Budget.* Verfügbar unter: https://www.bmas.de/DE/Themen/Teilhabe-Inklusion/Persoenliches-Budget/persoenliches-budget.html;jsessionid=106A4033CA0EC59024FBADD8B81046F1.delivery1-master (24.10.2020).

Bundesverband Häusliche Kinderkrankenpflege e.V. (2020). *Kinderkrankenpflege in Deutschland.* Verfügbar unter: https://www.bhkev.de/kinderkrankenpflege-in-deutschland.html (27.10.2020)

Köser, P., Höhl, W. & Dochat, A. (2015). *Produktivität und Teilhabe am Arbeitsleben – Arbeitstherapie – Arbeitsrehabilitation – Gesundheitsförderung.* Schulz-Kirchner Verlag GmbH: Idstein

Kollak, I. & Schmidt, S. (2015). *Fallübungen Care und Case Management.* Springer Verlag: Berlin & Heidelberg

Land, B. (2018). *Das deutsche Gesundheitssystem – Struktur und Finanzierung.* Kohlhammer Verlag: Stuttgart

Riedel, A. & Clausen, J. (2016). *Autismus-Spektrum-Störungen bei Erwachsenen.* Psychiatrie Verlag GmbH: Köln

Sozialgesetzbuch Neuntes Buch (2020). *§ 6 SGB IX Rehabilitationsträger.* Verfügbar unter: https://www.sozialgesetzbuch-sgb.de/sgbix/6.html (26.10.2020).

Sozialgesetzbuch Neuntes Buch (2020). *§ 29 SGB IX Persönliches Budget.* Verfügbar unter: https://www.sozialgesetzbuch-sgb.de/sgbix/29.html (26.10.2020).

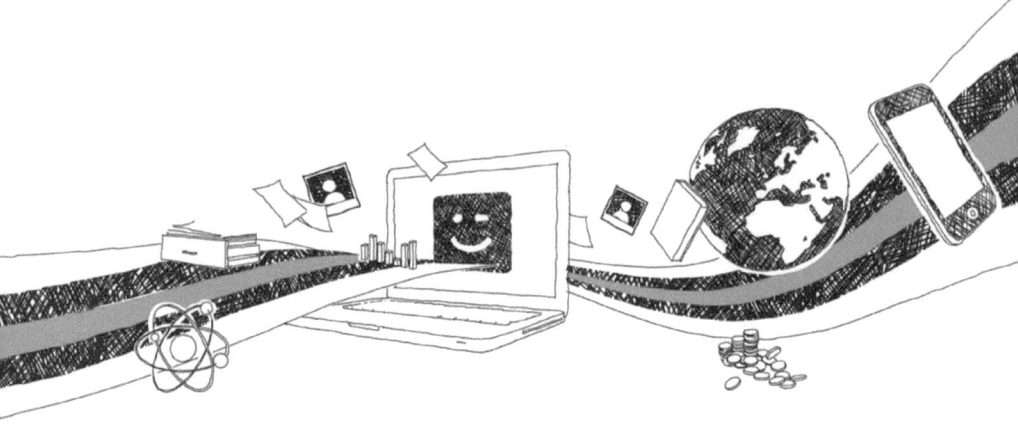
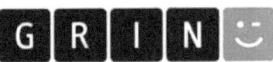